Susan Margret Wimmer

# Le Secret de Beauté des Stars Hollywoodiennes

*L'acné, les Brûlures, les Vergetures et les Cicatrices - Disparaissent avec le mucus d'escargot*

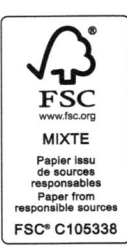

© 2017, Susan Margret Wimmer

*Traduit de l'anglais (américain) par Eric Baron*

*Edition : BoD - Books on Demand*

*12/14 rond-point des Champs Elysées*

*75008 Paris*

*Imprimé par BoD – Books on Demand, Norderstedt*

*ISBN : 978-2-3221-3098-6*

*Dépôt légal : 06/2016*

Introduction

En achetant ce livre, vous accepter entièrement cette clause de non-responsabilité.

Aucun conseil

Le livre contient des informations. Les informations ne sont pas des conseils et ne devraient pas être traités comme tels.

Si vous pensez que vous souffrez de n'importe quel problème médicaux vous devriez demander un avis médical. Vous ne devriez jamais tarder à demander un avis médical, ne pas tenir compte d'avis médicaux, ou arrêter un traitement médical à cause des informations de ce livre.

Pas de représentations ou de garanties

Dans la mesure maximale permise par la loi applicable et sous réserve de l'article ci-dessous, nous avons enlevé toutes représentations, entreprises et garanties en relation avec ce livre.

Sans préjudice de la généralité du paragraphe précédent, nous ne nous engageons pas et nous ne garantissons pas :

• Que l'information du livre est correcte, précise, complète ou non-trompeuse ;

• Que l'utilisation des conseils du livre mènera à un résultat quelconque.

Limitations et exclusions de responsabilité

Les limitations et exclusions de responsabilité exposés dans cette section et autre part dans cette clause de non-responsabilité : sont soumis à l'article 6 ci-dessous ; et de gouverner tous les passifs découlant de cette clause ou en relation avec le livre, notamment des responsabilités découlant du contrat, en responsabilités civiles (y compris la négligence) et en cas de violation d'une obligation légale.

Nous ne serons pas responsables envers vous de toute perte découlant d'un événement ou d'événements hors de notre contrôle raisonnable.

Nous ne serons pas responsable envers vous de toutes pertes d'argent, y compris, sans limitation de perte ou de dommages de profits, de revenus, d'utilisation, de production, d'économies prévues, d'affaires, de contrats, d'opportunités commerciales ou de bonne volonté.

Nous ne serons responsables d'aucune perte ou de corruption de données, de base de données ou de logiciel.

Nous ne serons responsables d'aucune perte spéciale, indirecte ou conséquente ou de dommages.

Exceptions

Rien dans cette clause de non-responsabilité doit : limiter ou exclure notre responsabilité pour la mort ou des blessures résultant de la négligence ; limiter ou exclure notre responsabilité pour fraude ou représentations frauduleuses ; limiter l'un de nos passifs d'une façon qui ne soit pas autorisée par la loi applicable ; ou d'exclure l'un de nos passifs, qui ne peuvent être exclus en vertu du droit applicable.

Dissociabilité

Si une section de cette cause de non-responsabilité est déclarée comme étant illégal ou inacceptable par un tribunal ou autre autorité compétente, les autres sections de cette clause demeureront en vigueur.

Si tout contenu illégal et / ou inapplicable serait licite ou exécutoire si une partie d'entre elles seraient supprimées, cette partie sera réputée à être supprimée et le reste de la section restera en vigueur.

| | |
|---|---|
| Introduction | 9 |
| Crème d'Escargot | 14 |
| Composants actifs de l'escargot | 20 |
| Comment Utiliser la Crème | 24 |
| Faits Fascinants Sur la Bave d'Escargots que Vous Devriez Savoir | 27 |
| La science de la bave d'escargot | 32 |
| Comment Fonctionne la Bave | 34 |
|    Les avantages de la bave d'escargot : | 37 |
| Est-ce que les Produits de Bave d'Escargot sont Capables d'éliminer votre acné ? | 40 |
| Bave d'escargot : Le Nouveau Traitement dégoûtant pour l'Acné | 44 |
| La bave d'escargot pour les vergetures | 47 |
| Critères de qualité pour la bave d'escargot | 54 |
| Les résultats thérapeutiques de la bave d'escargot | 56 |
| Bave d'escargot de haute qualité thérapeutique | 57 |
| Traitement de brûlure | 59 |
|    Les anesthésiques Topiques | 60 |

Voici quelques étapes de traitement que vous pouvez essayer : ...................................................................61

# Introduction

Selon Wikipedia, la bave d'escargot est un genre de mucus, une sécrétion corporelle externe produite par les escargots, les mollusques gastéropodes. Les escargots terrestres et les limaces produisent du mucus, ainsi que d'autres genres de gastéropodes qui vivent dans les habitats marins, dans les eaux douces et terrestres. Le système reproductif des gastéropodes produit aussi des mucus de l'intérieur des glandes spéciales.

Dans la quête des supers ingrédients transformationnels qui donnent à la peau des qualités de jeunesse et une lueur céleste, les chercheurs ne semblent pas avoir pas de limites. Des randonnées vers des régions alpines pour des pommes encapsulées dans des écorces impérissables, la plongée dans des profondeurs sous-marines où dorment des algues apparemment magiques, l'extraction des venins des reptiles toxiques, la mise en culture de toxines mortelles, et la collection des excréments d'oiseaux sont tous des rigueurs au nom de la beauté. La demande d'essayer des produits contenant la substance de miracle actuelle, la bave d'escargot, ne m'a pas fait cligner ou reculer.

La bave ou mucus sécrété pas ces petits mollusques qui les aident à protéger leurs parties inférieures exposées contre les coupures, bactéries, et les rayons UV contient une puissante combinaison d'élastine, protéine, antimicrobiennes, peptides de cuivre, l'acide hyaluronique, et l'acide glycolique – tous connus comme des exhausteurs de beauté. La mucine d'escargot est dite de faire tout de l'élimination de tâches et des cicatrices au regonflage des plis et de combattre contre l'acné. Le venin trouve dans l'escargot marin (par rapport à celui de la variété du jardin) paralyse ses proies et est pensé de détendre les fibres musculaires qui jouent un rôle dans la création des rides.

Les escargots ont été prescrits pour la première fois dans la Grèce antique comme un traitement topique pour réduire l'inflammation, et ils ont commencé à apparaître dans les crèmes et les élixirs en Amérique du Sud où les agriculteurs qui manipulaient les escargots en route vers la France, remarquaient que leurs mains avaient une apparence plus jeunes et plus lisses. Bientôt le marché coréen conscient de beauté pris la tendance, et il est arrivé dans le marché américain il y a environ cinq ans. Maintenant beaucoup plus de compagnies classiques de haut de gamme comme RéVive et Peter Thomas Roth lancent de nouveaux produits contenant de l'escargot, et les spas et les cabinets de médecins ont des soins du visage qui l'emploient.

Malgré le débat Médical, les compagnies de cosmétique adoptent les créatures. Sharon Garment, une consultante spécialisée dans le développement de produits de marques émergentes et une ancienne directrice d'Estée Lauder et Revlon, remarque que l'efficacité des produits à base d'escargot dépend également d'autres ingrédients. "Les extraits d'escargots sont très tendances actuellement, et de nombreuses compagnies les demandent dans leurs nouvelles formules, " observe-t-elle. " Tandis qu'il est démontré d'avoir des propriétés bénéfiques, son efficacité est soutenue par d'autres ingrédients éprouvés qui contribuent à la performance et capacité ultime de ces produits pour faire les revendications qu'ils font."

Un sujet de débat est aussi la cohérence de l'extrait d'escargot. D'après Russ Grandis, chimiste et directeur scientifique de l'entreprise de conseil en cosmétique Architectural Beauty, c'est difficile de contrôler les niveaux de puissance parce que les créatures elles-mêmes varient.

"Il y a eu beaucoup de battage publicitaire à propos du filtrat d'escargot, qui contient de l'allantoïne, des protéines pour améliorer la douceur, des acides, et propriétés enzymatiques, mais les composants actifs peuvent différer selon la source," dit-il.

Les escargots se présentent sous diverses variétés : Les produits revendiquent des gastéropodes originaires de la Bretagne, les régions de l'Afrique, et la zone verte de la Corée.

# Crème d'Escargot

L'escargot est connu de prévenir et éliminer l'acné, les brûlures, les rides, et de réduire les vergetures, d'éliminer les cicatrices causées par des blessures, des brûlures de premier degré et pour l'élimination de l'acné et les taches brunes. Ralentit le processus de vieillissement des tissus de la peau et protège contre l'action oxydante des radicaux libres, l'amélioration de l'élasticité, la fermeté, la densité et le grain de la peau. Soulage l'irritation et les blessures légères sur la peau causée par le rasage, et a également démontré d'être efficace dans l'élimination des verrues de la peau."

Quand il s'agit de trouver des moyens d'obtenir un visage exempte d'imperfections et une lueur de jeunesse, nous ne sommes pas loin de la désespérance. Saviez-vous qu'au Royaume-

Uni, les femmes se tournent vers l'urine pour hydrater leurs visages et éliminer les taches brunes ? Elles mélangent leur propre urine avec une crème de visage régulière et l'appliquent à leurs visages et voilà – elles revendiquent se réveiller avec des visages plus souples et lisses le lendemain.

Grâce à la science et à la recherche, nous ne serons jamais à court de nouveaux (et souvent bizarres) traitements de beauté à essayer. Et croyez-le ou non, les crèmes d'escargot sont les dernières tendances de soins cutanés en Asie. Oui, ces mollusques rampants qui sécrètent du mucus visqueux peuvent réellement faire des merveilles pour votre visage. Le liquide visqueux ou bave (Glycoconjuguées d'Helix Aspera Müller) qu'ils produisent, protège leurs parties inferieures exposées contre les butées, les bactéries, et les coupures, car il contient des ingrédients actifs tels que l'élastine, l'acide glycolique, l'acide hyaluronique, le cuivre des peptides et des protéines.

Les scientifiques recueillent le mucus visqueux à partir des trainées d'escargot qu'ils ont mis en place à l'aide de plaques de verre, déshydratent ce qui a été recueilli, et l'ajoutent à des produits de soin cutanée, généralement sur les crèmes pour le visage. Selon le Journal of Beauty and Drugs, les produits avec des propriétés de mucus d'escargot peuvent considérablement réduire les rides par en regonflant les plis, en détruisant des évasions d'acné et en faisant disparaître les taches et cicatrices foncées, donnant une peau belle et plus jeune.

La popularité mondiale de crèmes d'escargot a commencé en Corée du Sud, qui est en train de devenir rapidement la capitale de beauté de l'Asie. Les crèmes d'escargot sont souvent attribuées à la réalisation de l'obsession des Coréens pour une peau rosée, ou ce teint radiant et hydraté pour lequel ils sont réputés - c'est pourquoi les produits de beauté avec la bave d'escargot sont vendus rapidement dans le pays. Leah Kien, co-fondatrice et directrice à LaaLaa.ca, un site d'achat en ligne de produits de beauté coréennes, fait référence aux crèmes d'escargot un " produit Saint Graal ". "La bave d'escargot promeut la régénération de la peau et dans l'ensemble, elle contribue à assainir la peau, améliorer le grain et l'apparence des rides. Elle peut également aider à prévenir les évasions d'acné et réduire l'apparence des cicatrices d'acné," dit Kien.

Mais ce n'est pas la première fois que les experts de beauté ont remarqué les effets d'escargots sur la transformation de la peau. Les escargots étaient déjà utilisés dans la Grèce antique en tant que traitement pour l'inflammation. Il était murmuré que Hippocrate avait utilisé un mélange de lait aigre et escargots écrasés pour ses propres inflammations de peau. En Chili, les agriculteurs ont été reportés d'avoir des mains plus lisses en récoltant des escargots pour les restaurateurs français. Assez tôt, la tendance a été reprise par les fabricants de cosmétiques coréens et maintenant les spas dans des pays comme le Japon et la Thaïlande offrent des soins de spa liés à l'escargot. Et un autre développement génial est que nous n'avons plus à écraser les escargots pour juste obtenir les avantages. Il suffit juste de récolter leur bave.

Étant donné les nombreuses propriétés de bave d'escargot qui sont habituellement les principaux ingrédients de la plupart des produits de beauté, les crèmes d'escargot méritent certainement d'être prises en considération.

Saviez-vous que la bave est l'une des substances les plus bénéfiques pour soigner, réparer et guérir la peau ? Si vous avez des cicatrices d'acné, des imperfections, des rides ou des taches sur votre peau, le moment est venu pour vous d'essayer ce remède super efficace et naturel pour donner à votre peau une apparence neuve, car l'escargot, entre autres, encourage la formation de la collagène et l'élastine dans la peau, et contient d'autres substances merveilleuses et sous-utilisées qui étaient inconnus auparavant.

# Composants actifs de l'escargot

**Les protéases** : empêchent que de nouveaux vaisseaux sanguins soient endommagés, en plus promeuvent le dépôt de collagène dans la couche des artères.

**Les enzymes fibrinolytiques** : ont la fonction de nettoyer les micro-capillaires, de promouvoir la nutrition et l'oxygénation des cellules et la réparation des tissus endommagés ou en plus de remodelage de vaisseau.

**Antibiotiques naturels** : luttent contre les champignons et les bactéries qui restent sur la peau comme l'acné et les pellicules.

**L'allantoïne** : une substance qui stimule la prolifération cellulaire et la reconstruction des tissus endommagés. Dans certaines formules, elle est utilisée pour traiter les ulcères, plaies et brûlures.

**Le collagène** : fonctionne comme un puissant régénérateur de la peau qui cause la reproduction des cellules laissant la peau lisse et douce. Cette propriété permet de réparer leur propre coquille quand elle se brise.

**L'élastine** : une substance qui resserre la peau en produisant des cellules rajeunies, qui élimine rapidement les rides autour des yeux et lèvres, vergetures, cicatrices, etc.

**L'acide glycolique** : un excellent exfoliant qui élimine les cellules mortes et stimule la création de nouvelles cellules, combattant les taches, vergetures, cicatrices, Habosem, etc.

**Les vitamines** : certaines crèmes ou gels sont ajoutés avec des vitamines de mucus appropriées, la vitamine A et E, des antioxydants puissants qui améliorent les résultats de ce produit.

Usages dans les cosmétiques et la santé :

- Traitement efficace pour éliminer les rides et les prévenir.
- Réduit les vergetures et la peau cicatrisée, même les vieilles cicatrices d'acné, la varicelle, ancienne coupure, etc.
- Rajeunit la peau puissamment
- Réparation de la peau irritée lorsqu'il a été exposé à des radiations, des produits chimiques, etc.

- Aide à réparer la peau contre des brûlures de premier degré.
- Utile pour lutter contre l'acné, ayant un antibiotique naturel qui tue les bactéries cutanées qui causent l'acné
- C'est un excellent exfoliant qui élimine les cellules mortes et stimule l'émergence de nouvelles cellules.
- Combat la formation de chéloïdes et aide à l'éliminer.
- Réduit et élimine les taches causées par le soleil ou l'âge.
- Aide à combattre la cellulite.

# Comment Utiliser la Crème

Les dermatologues recommandent que si vous essayez la crème d'escargot pour la première fois, vous devriez commencer par utiliser seulement une petite quantité sur une zone spécifique de la peau pour vérifier la présence d'allergies ou réactions cutanées. Rappelez-vous, ces crèmes utilisent une bave réelle excrétée par les escargots - quelque chose que votre corps n'a pas probablement entré en contact depuis votre enfance, lors de vos amusements dans l'arrière-cour. Par conséquent, votre corps pourrait avoir une réaction indésirable à la crème d'escargot. Aussi l'utilisation de la crème n'est pas recommandée pour les personnes à peau sensible. La plupart des compagnies qui produisent la crème d'escargot recommandent d'utiliser la crème pendant au moins deux semaines afin que les avantages puissent être remarqués.

Crème d'escargot : Appliquez localement 1 à 2 fois par jour.

Nettoyer la zone de la peau où vous appliquez la crème, lavez avec un savon doux naturel. Séchez la peau, appliquez la crème sur la zone affectée avec un massage doux jusqu'à absorption.

Appliquez localement 1 à 2 fois par jour.

L'efficacité de la crème d'escargot est garantie par de diverses études, qui ont été trouvées de prévenir et atténuer les rides, les vergetures et les cicatrices causées par des blessures et des brûlures de premier degré, et éliminer l'acné et les taches brunes. Elle a également été prouvée efficace dans l'élimination des verrues. Tout cela grâce à l'excellente qualité de la protéine d'escargot.

# Faits Fascinants Sur la Bave d'Escargots que Vous Devriez Savoir

N'avez-vous jamais imaginé que ces mollusques servis avec du beurre aux herbes et chardonnay vous aideraient à faire reculer l'horloge du vieillissement ? Eh bien, ce n'est pas exactement les créatures elles-mêmes - c'est la bave qu'elles sécrètent qui compte vraiment. Les produits de beauté de la bave d'escargot sont actuellement à la mode. Avant de vous éloigner avec dégoût, il est important que vous en sussiez plus pourquoi ils sont tellement désirés :

1. La bave d'escargot (ou son nom cosmétique, filtrat d'escargot) est remplie d'éléments nutritifs tels que l'acide hyaluronique, glycoprotéine,

protéoglycanes, et antimicrobiens et de peptides cuivre, tous largement utilisés dans les produits de beauté et éprouvé être bénéfiques pour la peau. Ces éléments contribuent à protéger la peau de l'escargot contre les dommages, l'infection, la sécheresse et les rayons UV.

2. La bave d'escargot contient 91-98 % d'eau. La bave est filtrée plusieurs fois pour augmenter sa concentration et assurer sa pureté. Certains produits de bave d'escargot revendiquent de contenir jusqu'à 97 % de filtrat de la sécrétion d'escargot. Toutefois, l'uniformité et la qualité de la bave d'escargot devraient également être prises en compte lors de la recherche d'un bon produit.

3. La bave d'escargot cosmétique est normalement récoltée des escargots de jardin cultivés en laboratoire ou Cornu Aspersum (précédemment

Helix Aspersa), qui est considéré comme un ravageur agricole.

4. La mucine d'escargot est surtout connue pour ses propriétés anti-âges. Elle aide à stimuler la formation de collagène et d'élastine, protège la peau des radicaux libres, apaise la peau, répare les tissus endommagés et restaure l'hydratation. Elle peut être utilisée pour traiter la peau sèche, les rides et les vergetures, l'acné et la rosacée, les taches de vieillesse, les brûlures, les cicatrices, les cours de rasoir et même des verrues plates.

5. Le filtrat de la sécrétion d'escargot est largement utilisé dans les produits de beauté coréens tels que les sérums, masques visage, crèmes hydratantes et blanchissantes. La plupart des produits ne sont en fait pas aussi suintants et gluants, que vous pouvez penser. La plupart ont

une apparence, odeur et grain neutre.

6. Les spas d'escargots sont très populaires en Thaïlande, et ont atteint la majorité des pays d'Asie tournés vers la beauté tels que le Japon et la Corée. Au cours de la séance de spa, les escargots vivants sont placés sur le visage du client et laissés pour ramper autour.

7. Les spas ou bave d'escargot de bricolage ne sont pas encouragés. N'oubliez pas, les escargots utilisés dans un centre de spa responsable ou dans les produits de beauté sont cultivés de manière professionnelle et la bave d'escargot est purifiée par des professionnels, tandis que ceux dans votre arrière-cour ne sont pas.

8. L'utilisation de la bave d'escargot pour la beauté remonte à la Grèce antique, où le fameux médecin

Hippocrate prescrit les escargots écrasés et du lait aigre pour soigner l'inflammation. L'utilisation des crèmes d'escargot a commencé récemment quand les agriculteurs chiliens qui manipulaient les escargots pour le marché français ont remarqué que leur peau était visiblement plus lisse.

9. Il est recommandé de commencer avec une petite quantité de produit de bave d'escargot sur une partie spécifique de la peau pour vérifier la présence d'allergies. La bave d'escargot est, après tout, quelque chose que votre peau n'a peut-être pas entré en contact avec. Vous êtes également conseillé de continuer à utiliser le produit pendant au moins deux semaines pour réaliser pleinement ses avantages.

# La science de la bave d'escargot

Il y a un certain nombre de marques qui revendique d'exploiter la puissance des traînées d'escargot. Par exemple, il y a Bioskincare, qui dit que leur produit "protège, hydrate profondément, renouvelle et déclenche la régénération de la peau endommagée par l'acné, les blessures, l'étirement excessif, photo-vieillissement ou traitements dermatologiques/ médicaux." Existe-t-il une science réelle qui soutient les avantages de l'extrait d'escargot ? En quelque sorte. Il y a certainement de nombreuses références dans la littérature scientifique. Tout d'abord, il y a un certain nombre de brevets relatifs à la manière de recueillir la sécrétion et le traiter pour l'utiliser dans les cosmétiques. Un médecin chilien, par exemple, a breveté une procédure pour la collection des sécrétions par l'agitation des escargots dans l'eau chaude et puis le filtrage de la mucine. (Je me demande comment savoir quand les escargots sont suffisamment agités ?) Un autre brevet, crédité à un oncologue espagnol, implique stresser les escargots mécaniquement pour induire la production de leurs mucines. Je voudrais être certain qu'aucun des escargots ont été blessés dans la production de cette crème pour la peau, mais sur la base de ces brevets, ça ne va pas bien ! Mais juste parce qu'il y a des brevets sur la bave d'escargot, ça ne veut pas dire que ça FAIT vraiment rien que ce soit. Si vous remarquerez, les brevets sont liés à la façon de recueillir la bave, qui n'a rien à éprouver si cela fonctionne vraiment sur la peau.

# Comment Fonctionne la Bave

Quand les escargots sont agités, ils excrètent un liquide visqueux comme un moyen de se protéger. Il peut sembler étrange d'utiliser quelque chose comme cela sur votre peau, mais n'oubliez pas que les humains et la plupart des autres animaux excrètent aussi des huiles comme un moyen de protéger leur peau. En fait, l'huile que votre corps excrète pour hydrater votre peau est constituée de lipides, l'huile de sébum et les cellules mortes de la peau. Comme un escargot se protège, la bave qui est excrétée à partir de son corps est pleine de nutriments comme l'acide hyaluronique, enzymes glycoprotéines, antimicrobiens et peptides de cuivre et des protéoglycanes. Tous ces nutriments sont couramment déjà ajoutés aux produits de beauté et sont pensées d'offrir de nombreux avantages à la peau.

La science derrière la bave d'escargot comme une crème de beauté est principalement dérivée des études en laboratoire où les effets de la bave ont été testés sur une variété de cultures de cellules. Dans ces études, la recherche suggère que la bave d'escargot va stimuler la production de d'élastine et collagène, l'augmentation de la production de protéines de la fibronectine, et la stimulation pour une augmentation de la prolifération des fibroblastes. Bien que toutes ces caractéristiques pourraient être bénéfiques pour la peau, il n'y a pas encore d'importants essais ou de recherche cosmétiques sur comment la bave d'escargot affecte la peau, et pour combien de temps que ces effets durent. En fait, il n'y a pas eu d'essais cliniques importants sur la façon dont un produit de beauté spécifique contenant la bave d'escargot travaille effectivement sur cette peau - juste la bave elle-même.

L'une des principales difficultés dans la réalisation des essais cliniques sur les avantages de la bave d'escargot est que le marché n'a pas complètement réussi à garantir les résultats des tests. Après tout, si les crèmes d'escargot doivent être efficaces, la bave a donc besoin d'avoir une concentration constante des différents composés chimiques, mais ceci est difficile à garantir. Parce que le succès des essais s'appuie grandement sur la qualité de l'extrait d'escargot utilisé, la concentration de la bave et la manière dont elle est excrétée et traitée, les résultats du test peuvent parfois être trompeurs. Certaines compagnies de crèmes d'escargot préfèrent de maintenir un approvisionnement régulier de leurs propres escargots afin qu'elles puissent mieux réglementer l'extraction et la formulation de la bave.

## Les avantages de la bave d'escargot :

La bave d'escargot contient naturellement un cocktail de principes actifs suivants :

- **L'acide glycolique :** Il a un fort potentiel de pénétrer la peau, il permet d'améliorer le grain et l'apparence de la peau, il réduit les rides, les lignes fines, l'acné et l'hyperpigmentation. Il élimine les cellules mortes pour affiner le grain de la peau et éclaircir le teint.

- **L'allantoïne :** une substance réparatrice qui favorise la guérison et la régénération de la peau. Connue pour ses propriétés de guérison très efficaces, elle est aussi un antioxydant qui ralentit le processus du vieillissement de la peau en bloquant les radicaux libres contenus dans les cellules.

- **Le collagène :** C'est la protéine la plus abondante dans le corps humain, qui permet le derme de devenir ferme et lutter contre le vieillissement (barrière contre la formation des rides et lignes fines). Permet aux tendons, ligaments et cartilages, ainsi que les muscles et les parois des vaisseaux sanguins, de devenir plus forts.

- **L'élastine :** L'élastine est une protéine structurelle qui est essentielle pour l'endurcissement et l'élasticité de l'épiderme. Elle a des propriétés élastiques et ralentit le processus de vieillissement de la peau.

- **Les Protéines** : Les protéines sont les éléments pour la construction et la réparation du corps et jouent un rôle essentiel. Elles contribuent au renouvellement quotidien de la peau, les ongles, les cheveux et les tissus musculaires et sont indispensables pour la croissance du corps.

- **Calcium** : Pour lutter contre l'ostéoporose et la prévention les carences.

- **La vitamine A** : La vitamine A est indiquée dans la croissance des os et est parfois utilisée dans le traitement de l'acné sévère. Elle lutte contre la perte de cheveux.

- Enfin, la bave d'escargot contient des peptides antibiotiques qui luttent contre les bactéries qui sont responsables pour les infections de la peau.

# Est-ce que les Produits de Bave d'Escargot sont Capables d'éliminer votre acné ?

Ce n'est pas la meilleure des pensées, de mettre de la bave d'escargot sur votre visage, mais d'après les derniers rapports, ce produit naturel est acclamé comme la dernière merveille parmi les produits de beauté, promettant d'éliminer 'l'acné, réduire les cicatrices et combattre les rides'. Mais avant de vous précipiter dehors dans votre jardin en portant votre Mac et wellies, la bave a été entièrement faite avec des mélanges d'autres ingrédients, tout dans l'espoir de dissimuler le fait que c'est de la bave d'escargot. Les produits de bave d'escargot ont déjà connu un succès modéré dans des pays tels que la Corée et l'Afrique, mais ils sont maintenant en passe de devenir plus populaires ici et aux États-Unis.

Il est estimé que l'idée d'utiliser la bave d'escargot comme un produit de beauté est survenue par accident, comme les agriculteurs d'escargot en Chili ont remarqué que lorsqu'ils manipulaient les escargots à plusieurs reprises pour le marché français, la peau sur leurs mains guérissait rapidement ne laissant pas de cicatrices. Ces agriculteurs chiliens astucieux ont produit leurs propres produits de beauté de bave d'escargot, Elicina, qui a été en affaire depuis plus de 15 ans.

Depuis, beaucoup d'autres compagnies de produits de beauté ont exploité ces qualités de guérison naturelles par l'extraction de l'ingrédient contenu dans la bave d'escargot qui cause l'effet curatif. Il y a deux marques coréennes de bave d'escargot ; Missha a lancé Super Aqua Cell Renew Snail Cream en 2010, et It's Skin, produit Prestige Crème D'escargot.

Il est estimé que le composé appelé Glycoconjuguées d'Hélix Aspersa Müller est responsable pour les effets curatifs. Ce composé est un mélange complexe de protéines, d'acides glycoliques et d'élastine que l'escargot utilise pour se protéger contre les dommages de cailloux, brindilles, et d'autres surfaces rugueuses ; infections et les rayons UV.

La bave d'escargot est censée réduire les cicatrices et pigmentation inégale, apaiser et régénérer la peau, ainsi que la réduction de l'acné et aider à diminuer les rides. La bave d'escargot est généralement vendue comme une solution pour l'acné, mais plus récemment, elle est emballée comme une crème d'antivieillissement.

# Bave d'escargot : Le Nouveau Traitement dégoûtant pour l'Acné

Apparemment, la substance visqueuse que les escargots excrètent est bonne pour l'acné, les cicatrices, les rides, la pigmentation et la guérison et la régénération globale.

Les escargots ont été utilisés comme des soins de beauté pendant des siècles, mais leur utilisation est récemment revenue à la mode quand les agriculteurs d'escargot chiliens ont remarqué à quel point leur peau guérit rapidement après avoir manipulé les escargots. Plusieurs marques de beauté font maintenant des produits contenant de la bave, y compris Missha et Dr. Jart. Les dermatologues semblent être partagés sur l'utilisation d'escargots, bien que Dr. Macrene Alexiades-Armenakas a dit,

"L'extrait est réputé pour ses propriétés régénératrices, et facilite la restauration des tissus endommagés et rétablit l'hydratation dans la peau. Il est également efficace dans le traitement de l'acné et cicatrice."

Mais Dr Elizabeth Tanzi, la co-directrice de l'Institut de Washington pour la chirurgie au laser, n'est pas si sûre : 'Il y a une spéculation que les mucines dans ces baves peuvent être anti-inflammatoires et calmantes ; cependant, il n'y a pas des études scientifiques autoritaires pour prouver que cela fonctionne réellement. Pour le moment, je demeure sceptique."

Quant à moi, je me demande comment, exactement, est-ce que la bave est récoltée des escargots ? J'espère que les escargots ne sont pas blessés pour une raison de crèmes de beauté chers.

Allez-vous l'essayer ? Je crois que je vais l'essayer, aussi longtemps que je sais que les escargots sont en sécurité lors de l'extraction de la bave !

# La bave d'escargot pour les vergetures

C'est quoi les vergetures ?

La peau est le plus grand organe du corps humain, elle répond à de nombreuses fonctions allant du contact avec l'atmosphère à la régulation de température. Au cours des dernières décennies, la fonction esthétique est devenue importante, la raison pourquoi le soin de la peau prend hiérarchie.

Il y a plusieurs défauts qui peuvent apparaître sur la peau, ce qui peut aggraver l'apparence de la personne. Les vergetures apparaissent dans certaines parties du corps et sont un grand problème surtout chez les femmes.

Marche-t-elle vraiment ? Une rapide recherche Pubmed révèle une variété de documents décrivant l'effet de la bave d'escargot sur les structures cellulaires. Dans ces études, une variété d'effets a été observée notamment la prolifération des fibroblastes, la stimulation de nouvelles fibres de collagène et d'élastine, et l'augmentation de la production de protéines de la fibronectine pour n'en nommer que quelques-uns. Mais comme ces effets ont été démontrés sur des cultures de cellules, J'ai du mal à comprendre comment ils se rapportent à un produit cosmétique topique. J'ai trouvé un petit nombre d'autres études, cependant, qui indiquent que l'état de la peau est amélioré par l'extrait d'escargot en augmentant la capacité naturelle du derme à absorber et retenir l'eau. Et peut-être plus intéressantes sont les études qui suggèrent que les baves pourraient avoir des propriétés curatives topiques pour les blessures. Il y a assez de science légitime ici pour me faire penser que l'extrait d'escargot peut être un élément actif bénéfique.

Des études ont démontré que la bave d'escargot peut prévenir et éliminer les rides, réduire et effacer les vergetures, supprimer les cicatrices causées par une lésion et des brûlures de premier degré, éliminer l'acné et les taches produites par le soleil. La bave d'escargot a également prouvé être efficace dans l'élimination des verrues de la peau.

Découvrez le rôle thérapeutique joué par chacun des composants actifs de la bave d'escargot plus en détail :

1. L'allantoïne. Des études scientifiques ont démontré que l'allantoïne contenue dans la bave d'escargot, également connue sous le nom chimique glyoxyldiuréide, stimule l'épithélialisation (reconstitution de l'épithélium) de la peau en stimulant la prolifération cellulaire. L'allantoïne aide à éliminer les cellules mortes des tissus nécrotiques et agit sur la régénération de nouvelles cellules.

De plus, l'allantoïne a un effet protecteur sur la peau, empêchant des produits chimiques contenus dans certains savons et huiles de soin de peau d'abuser la peau. L'allantoïne est un anti-irritant naturel. La Food and Drug Administration (FDA : Équivalent américain de l'AFSSAPS : Agence Française de Sécurité Sanitaire des Produits de santé) approuve l'utilisation de l'allantoïne dans diverses façons pour garder la peau en bonne santé.

2. Les protéines et vitamines. La bave d'escargot contient des vitamines et des protéines que le mollusque obtient par son régime végétal. La protéine aide à nourrir la peau et à l'assouplir. Les vitamines renforcent l'action des antibiotiques naturels dans la salive.

3. Antibiotiques naturels. Les antibiotiques naturels trouvés dans la bave de l'escargot sont des substances capables de combattre les infections causées par des bactéries normalement présentes sur la peau comme le Staphylococcus aureus, Escherichia coli, Pseudomonas aeruginosa, la bactérie impliquée dans l'acné.

4. Le collagène et l'élastine. Ces deux ingrédients importants du tissu conjonctif de la peau sont également présents dans l'extrait de la bave d'escargot. Le collagène est une partie essentielle du derme qui donne de la douceur et fermeté à la peau, en particulier lorsqu'il est associé à l'élastine.

L'élastine empêche le vieillissement de la peau. Comme son nom l'indique, l'élastine permet aux tissus de s'étirer et de revenir à leur état initial après étirement, qui leur donne de la flexibilité.

5. L'acide glycolique. L'acide glycolique exfolie et permet le pelage (desquamation), la suppression des cellules mortes qui se trouvent sur la peau. Aussi, plus important encore, l'acide glycolique contribue à

d'autres composants traversant les follicules de cheveux à exercer leurs propriétés thérapeutiques sur les plus profondes couches de la peau.

# Critères de qualité pour la bave d'escargot

Les dermatologues et les pharmaciens reconnaissent l'efficacité de la bave d'escargot sur les rides et les vergetures, mais recommandent de choisir des produits cosmétiques qui ont été faits de la bave extraite d'escargots stressés.

Sachez que la bave que l'escargot sécrète juste pour se déplacer n'a pas les mêmes propriétés médicinales que celle sécrétée dans le seul but de traiter sa peau due aux diverses agressions extérieures.

Tous les produits trouvés sur le marché pharmaceutique ne sont pas nécessairement des produits de qualité. Les critères de qualité pour les produits à base d'escargot dépendent du type utilisé, la méthode d'extraction de la bave, le développement de produits cosmétiques et les analyses qui assurent que le médicament en question.

Toutes les crèmes contenant la bave d'escargot ne sont pas identiques et n'ont donc pas les mêmes effets thérapeutiques sur les rides et les vergetures.

# Les résultats thérapeutiques de la bave d'escargot

Selon une étude réalisée en 2004 sur un échantillon de personnes, 26,7 % de ceux traités par la bave d'escargot ont remarqué une réduction graduelle et progressive des lignes fines, et 45,5 % d'entre eux ont remarqué une amélioration significative de rides profondes.

En outre, tous ont eu une amélioration significative de l'état de leur peau, avec elle devenant beaucoup moins sec et rugueux.

# Bave d'escargot de haute qualité thérapeutique

Armonia Snail Facial Serum est un pellet rafraîchissant basé sur la bave concentrée d'escargot.

L'Armonia Facial Serum faite à partir de la sécrétion d'escargot est un concentré de sérum régénérateur basé sur les extraits concentrés de la bave d'escargot.

Une étude dermatologique sur 30 femmes de 35 à 70 ans pendant 28 jours, avec une évaluation instrumentale réalisée par Dr Cristina Pascual-Montse de Pera-Nur à Barcelone, a démontré que la crème Armonia basée sur la bave d'escargot :

- Exerce un effet antiride sur 80 % des femmes
- Hydrate la peau de 90 % des femmes
- Nourrit la peau de 97 % des femmes
- Fait de la peau de 93 % des femmes plus fine et plus douce
- Fait de la peau de 90 % de femmes plus souple et élastique
- A un effet d'élimination de pigment sur 63 % des femmes

# Traitement de brûlure

Le mucus excrété par les escargots s'appelle Helix Aspersa. Cet extrait aide à guérir des brûlures de la peau. Une étude réalisée par D. Tsoutsos et collègues, publié dans l'édition 2009 de "La revue du traitement dermatologique", a évalué l'extrait d'escargot utilisé comme un soin de brûlure sur 43 patients brûlés. Un groupe de 27 patients a utilisé la crème d'escargot deux fois par jour alors que le groupe de contrôle de 16 patients a utilisé la pommade Mebo. Les patients ayant reçu la crème avec l'extrait d'escargot ont eu une amélioration significative de la peau brûlée. Les patients de la brûlure traités avec Mebo n'ont pas fait preuve de la même amélioration. Ils ont conclu que la crème d'escargot est une alternative sûre et efficace pour le traitement des brûlures.

# Les anesthésiques Topiques

L'extrait d'escargot utilisé dans les crèmes pour traiter les brûlures fonctionne comme un anesthésique topique, réduisant la douleur provoquée par des brûlures de la peau. L'étude D. Tsoutsos a traité des patients de brûlure avec la crème d'extrait d'escargot et a remarqué que non seulement que les brûlures guérissent plus vite, mais la douleur a été réduite de façon significative.

D'autres études sur les neurotoxines de l'escargot de mer indiquent un effet anesthésiant puissant, d'après un article publié dans le numéro de mars 2005 de "Evidence-Based Complementary and Alternative Medicine". En 2004, la FDA a approuvé le médicament ziconotide, qui est fait à partir des neurotoxines d'escargot, comme un traitement pour la douleur chronique. Le ziconotide, cependant, n'est pas en forme de crème. Un professionnel de la santé doit l'injecter.

## Voici quelques étapes de traitement que vous pouvez essayer :

1. Vérifiez bien les produits et notez que le gel ou la crème que vous obtenez devrait se faire à partir d'une bonne qualité et contiennent des baves faites à partir des escargots sous pression.

2. Assurez-vous que votre peau est propre, appliquez le produit sur la peau (sur la partie affectée).

3. Dans un mouvement circulaire, appliquez le gel en douceur, cette étape doit être effectuée deux fois par jour

   NB : Ne pas s'exposer au soleil.

4. Continuer la procédure : Répétez ceci pour peut-être un mois. Toutes les peaux sont différentes, par conséquent, des résultats différents sont attendus.

5. Dernièrement, consommez toujours des légumes et des aliments qui sont riches en vitamines A et E en particulier, et buvez jusqu'à 2 litres d'eau par jour pour que les changements restent, car les rides sont sujettes aux peaux non-hydratées.